寝ながらできる認知症予防❷

1分間
指体操

プラス

山崎律子・上野 幸[編]

余暇問題研究所[著]

東郷聖美[絵]

ミネルヴァ書房

はじめに

　日本人男女の平均寿命は約84歳となり、日本は世界有数の長寿国となりました。この長寿の時代を生きる誰もが、元気で生き生きとしてエンジョイした生活を送りたいと願っています。
　そのためには、何もしないでいることは、心にも体にもよくないと分かっています。しかし、何からはじめたらいいのか迷ってしまう人も、少なくないと思います。

　昔から「指を動かすのは、よいことだ」といわれています。近年、指を動かすことにより脳の活性化や認知症の予防だけでなく、運動機能を高める効果があることも認められてきました。特にシニアの方は、意識的に指を動かすことが大切です。

　この本は、このようなことを考え、さらに検討を重ね、『寝ながらできる認知症予防① １分間 指体操』とは異なる指体操を一冊にまとめたものです。
　もう指体操をはじめている方も、このシリーズの本をはじめて手に取る方も、十分に楽しんでいただけることと思います。やさしい指体操だけでなく、むずかしい指体操にも挑戦してみてください。そのやってみようという気持ちが、心と体が元気で生き生きとしたものになってきた証です。そうして一歩踏み出したときに、笑顔の自分に気づくことでしょう。

　この本が出来上がるまでには、多くの励ましやご指導、ご協力がありました。深く感謝いたします。

余暇問題研究所
山崎律子・上野 幸

本書の使い方

　この本は、「寝ながらできる認知症予防」をテーマに、横になったまま簡単に取り組める28の体操を収録しています。手の体操を中心に、足の体操やリラックス効果のある体操も盛り込みました。読んで笑える、やってみて楽しめるように、ユーモラスなイラストを交えて解説しています。

体操のページ ▼ p10-p65

　1つの体操を見開き2ページに収め、イラストとともに体操の流れを解説。どんな体操かすぐにわかり、本を開いたまま使用できる構成にしています。1週間で7つ取り組むことを想定して、PART.1から4に28の体操を分類しました。

「手の体操」「足の体操」「リラックス効果のある体操」のどれにあてはまるのか、該当するアイコンに色が着けられています。

体操の難易度を「やさしい」「ちょっとむずかしい」「むずかしい」の3段階でランク付け。取り組むときの目安にしてください。

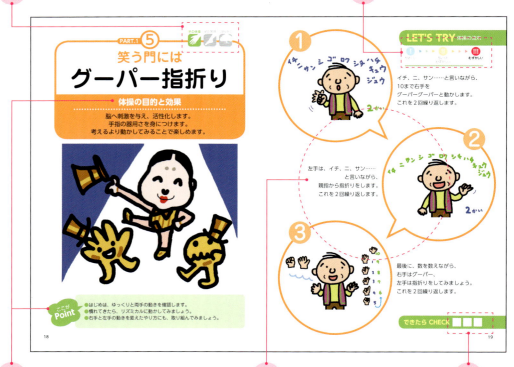

体操の目的と効果、取り組むときのPointをまとめています。

体操の流れは、すべて3ステップで解説しています。

取り組んだ体操には、チェックをつけましょう。

「はじめる前」と「終わった後」
▼
p8-p9

体操をスムーズにはじめて、終了後にはクールダウンすることができるように、「はじめる前」の準備と「終わった後」の息抜きの流れもまとめました。体操前と体操後に、ぜひやってみてください。

巻末の体操リスト
▼
p66-p67

この本に掲載している体操の種類、難易度が一望できるようにリストをつくりました。体操の全体像を把握するのに活用してください。

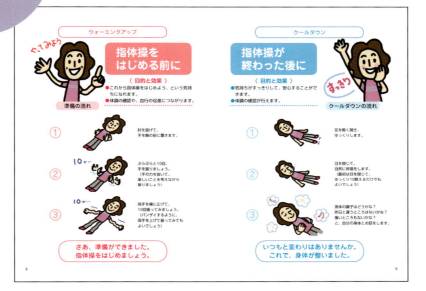

【寝ながらできる認知症予防② 1分間 指体操プラス＋】もくじ

はじめに ……… 3
本書の使い方 ……… 4

指体操をはじめる前に ……… 8
指体操が終わった後に ……… 9

PART.1

① 指先をしっかり合わせてボール作り ………10
② くるくる回して頭すっきり ………12
③ 10からのカウントダウンでとびだそう ………14
④ 指をしっかり出して十人のインディアン ………16
⑤ 笑う門にはグーパー指折り ………18
⑥ リズムよく足のワイパー ………20
⑦ 立てて伸ばして足をストーン ………22

PART.2

① はっけよい残った残った ………24
② きつねとうさぎがコーン・ピョン ………26
③ 伸びて縮んでしゃくとり虫 ………28
④ ポンとたたいて指数え ………30
⑤ グーとパーでトントン・スリスリ ………32
⑥ 両足を使ってブラブラ・トントン ………34
⑦ 背中を伸ばして若返り ………36

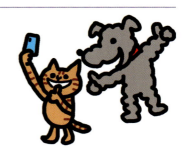

PART.3

① 何に見える？　この影絵 ………38
② タイミングをとってスナップ、ポン ………40
③ むずかしい親指のかくれんぼ ………42
④ リズミカルに、鼻・鼻・耳 ………44
⑤ 伸びて縮んでミミズの体操 ………46
⑥ スリスリ心もあたたまる ………48
⑦ 背中を丸めて横にゴローン ………50

PART.4

① ピアノをポロロン迷ピアニスト ………52
② 親指をしっかり絡めてカニとハト ………54
③ いつも元気にイエーイ！ ………56
④ グーから指出し順番に ………58
⑤ 親子そろってイチッ、ニッ ………60
⑥ 気持ちはいつもコンダクター ………62
⑦ 楽しい夢はよいねむりから ………64

ひとめでわかる　この本の体操リスト ………66

> ウォーミングアップ

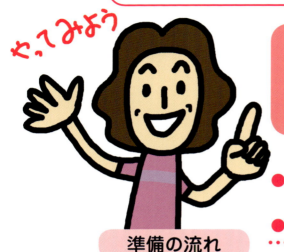

指体操を はじめる前に

〈 目的と効果 〉

- これから指体操をはじめよう、という気持ちになれます。
- 体調の確認や、血行の促進につながります。

 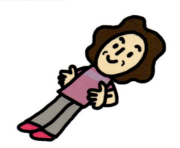

肘を曲げて、
手を胸の前に置きます。

 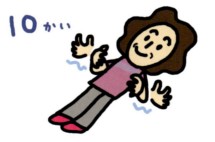

ぶらぶらと10回、
手を振りましょう。
（手の力を抜いて、
楽しいことを考えながら
振りましょう）

 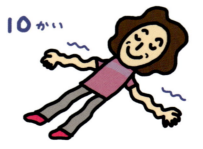

両手を横に広げて、
10回振ってみましょう。
（バンザイするように、
両手を上げて振ってみても
よいでしょう）

> さあ、準備ができました。
> 指体操をはじめましょう。

クールダウン

指体操が終わった後に

〈 目的と効果 〉
- 気持ちがすっきりして、安心することができます。
- 体調の確認が行えます。

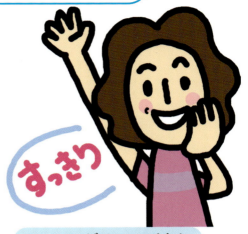

クールダウンの流れ

① 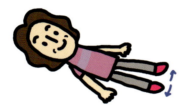 足を軽く開き、ゆっくりします。

② 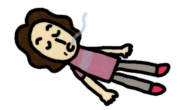 目を閉じて、自然に呼吸をします。（最初は目を閉じて、ゆっくり10数えるだけでもよいでしょう）

③ 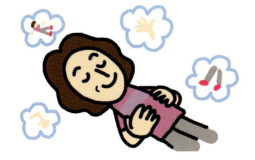 身体の調子はどうかな？昨日と違うところはないかな？痛いところもないかな？と、自分の身体とお話をします。

いつもと変わりはありませんか。
これで、身体が整いました。

PART.1 ①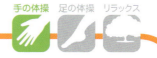

指先をしっかり合わせて
ボール作り

体操の目的と効果

脳へ刺激を与え、活性化します。
手指の器用さを身につけます。
手指の柔軟性を高めます。

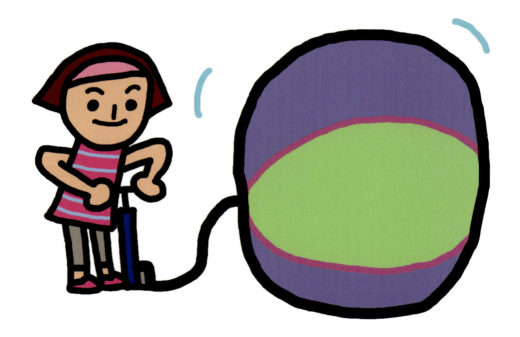

- 合わせた指先を離さないようにしましょう。
- 気持ちよく指を伸ばします。
- ボールをイメージして膨らませましょう。

LET'S TRY 体操の流れ

やさしい　　ちょっとむずかしい　　むずかしい

1. 肘を曲げて、胸の前で指先を合わせます。次に、指先だけでなく指全体が、お互いにつくように伸ばします。

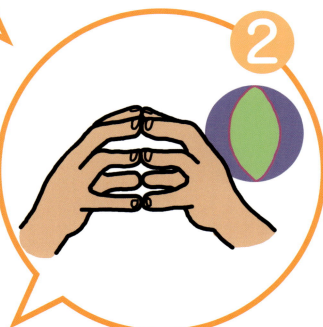

2. 今度は指先をつけたままで、手の内側をボールが入っているように膨らませます。

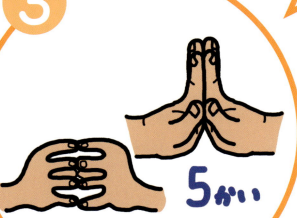

3. 手の内側を膨らませたり、指を伸ばしたりする動きを5回繰り返しましょう。

できたら CHECK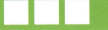

PART.1 ② くるくる回して 頭すっきり

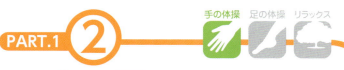

体操の目的と効果

脳へ刺激を与え、活性化します。
手指の器用さを身につけます。
日常生活に取り入れられます。

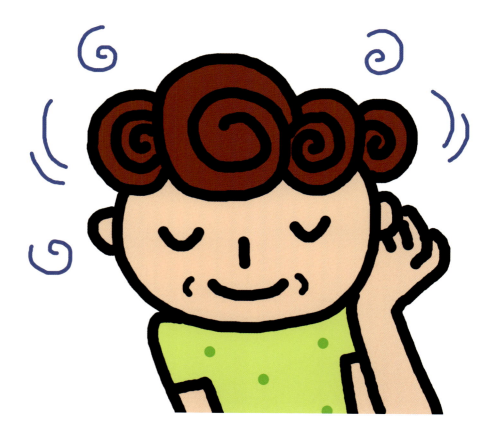

- 指の回す方向を、同じ方向だけでなく反対にも回してみましょう。
- 薬指を回すことは難しいです。ゆっくり焦らずにやりましょう。
- 小指から回してみるのも面白いです。

LET'S TRY 体操の流れ

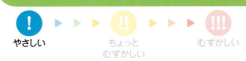

1

両手を前に出し、
指先を合わせます。

2

親指の先を離し、
お互いにつかないように
くるくると5回、回します。
（他の指は、指先をつけたまま）

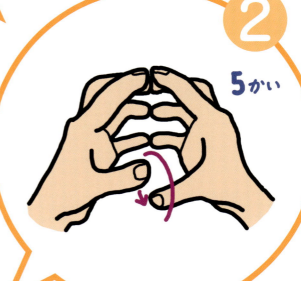

3

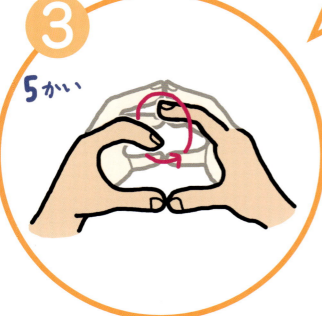

親指が終わったら、
人差し指、中指、薬指、小指を
くるくると5回、回しましょう。
少し休んで、
また親指から回しましょう。

できたら CHECK ☐☐☐

PART.1 ③

10からのカウントダウンで
とびだそう

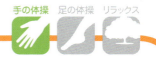

体操の目的と効果

脳へ刺激を与え、活性化します。
手指の器用さを身につけます。
気持ちがワクワクしてきます。

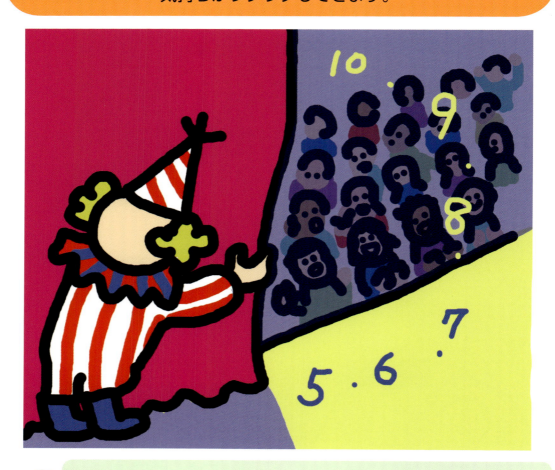

ここが Point
- さかさまに数を数える練習をします。
- ジュウとゼロのときは、しっかり手を開きましょう。
- ゼロではじめの形に戻る、という発見を楽しみましょう。

1

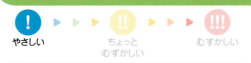

LET'S TRY 体操の流れ

! やさしい ▶▶▶ !! ちょっとむずかしい ▶▶▶ !!! むずかしい

肘を曲げて、
両手を胸の横に置きます。

2

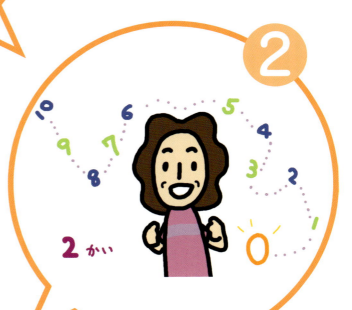

まず、10から9、8……と、
さかさまに0まで数えてみましょう。
これを2回繰り返します。

3

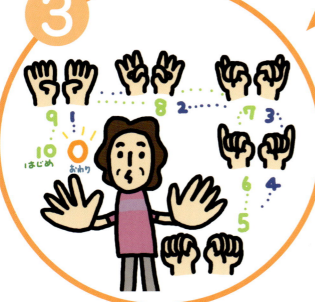

ジュウと言いながら手を開きます。
キュウで親指を曲げ、ハチ、ナナと
数えながら、指を曲げます。
ヨンで小指を伸ばし、さかさに数を
言いながら指を伸ばします。
ゼロで指が全部開いて、
最初に戻ります。

できたら CHECK ☐☐☐

PART.1 ④

指をしっかり出して
十人のインディアン

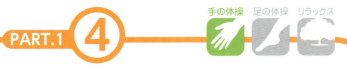

体操の目的と効果

手指の運動になります。
脳へ刺激を与え、活性化します。
歌うことも楽しめます。

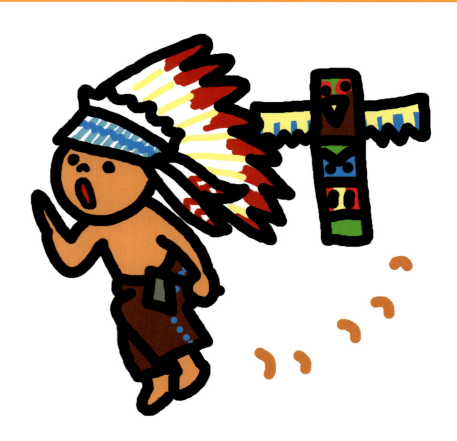

ここがPoint
- ゆっくり歌いながら指を動かしましょう。
- 左手からはじめるパターンも、やってみましょう
- 三人と八人の指は、人差し指・中指・薬指が伸びた形です。

※『十人のインディアン』作詞・作曲：セプティマス・ウィナー　訳詞：高田三九三

①

♪ 十人のインディアン

一人、二人、三人 いるよ
四人、五人、六人 いるよ
七人、八人、九人 いるよ
十人のインディアンボーイズ

LET'S TRY 体操の流れ

やさしい　ちょっとむずかしい　むずかしい

はじめに「十人のインディアン」の歌を歌いましょう。
「一人 二人 三人 いるよ
四人 五人 六人 いるよ
七人 八人 九人 いるよ
十人のインディアンボーイズ」

②

歌に合わせて、
一人で右手の人差し指を出します。
二人で中指も出して２本にします。
右手で五人になります。
右手を開いたまま、
六人で左手の人差し指を伸ばします。
歌に合わせて順番に指を伸ばし、
十人で両手が開きます。

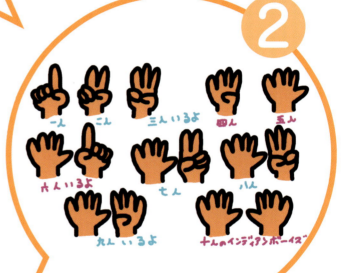

③

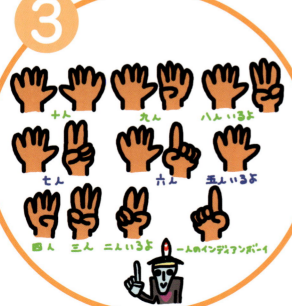

「十人 九人 八人 いるよ
七人 六人 五人 いるよ
四人 三人 二人 いるよ
一人のインディアンボーイ」
と歌いながら、左手から
指を１本ずつ曲げていきます。

できたら CHECK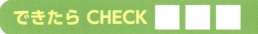

PART.1 ⑤

笑う門には グーパー指折り

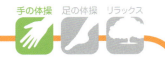

体操の目的と効果

脳へ刺激を与え、活性化します。
手指の器用さを身につけます。
考えるより動かしてみることで楽しめます。

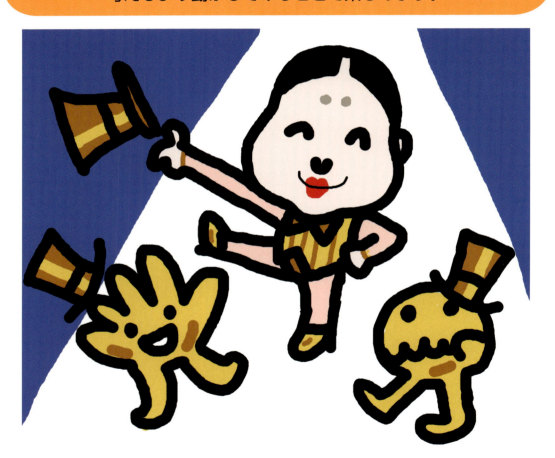

ここが Point
- はじめは、ゆっくりと両手の動きを確認します。
- 慣れてきたら、リズミカルに動かしてみましょう。
- 右手と左手の動きを変えたやり方にも、取り組んでみましょう。

LET'S TRY 体操の流れ

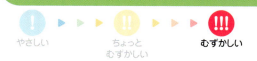

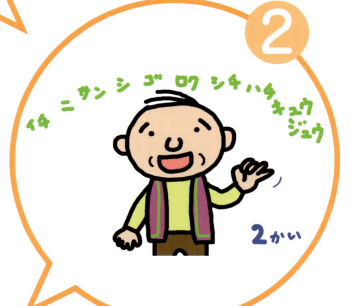

イチ、ニ、サン……と言いながら、
10まで右手を
グーパーグーパーと動かします。
これを2回繰り返します。

左手は、イチ、ニ、サン……
と言いながら、
親指から指折りをします。
これを2回繰り返します。

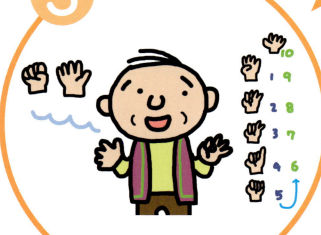

最後に、数を数えながら、
右手はグーパー、
左手は指折りをしてみましょう。
これを2回繰り返します。

できたら CHECK ☐☐☐

PART.1 ⑥ リズムよく 足のワイパー

体操の目的と効果

足の血行がよくなります。
足首の柔軟性がつきます。
歩行がスムーズになります。

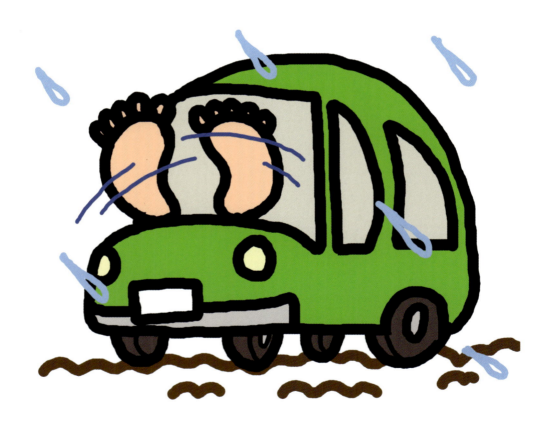

ここがPoint
- はじめは軽くひねりましょう。
- ひねったときに、足に伸びを感じましょう。
- 慣れてきたらリズミカルに楽しみます。

LET'S TRY 体操の流れ

1

両足を伸ばして、
少し開きます。

2

つま先を立てて、
両足を右にゆっくりひねり、
5数えます。
今度は左へひねり、
ゆっくりと5数えます。

3

両足を車のワイパーのように、
左右に動かします。
これを10回繰り返します。
少し休んで、
もう一度10回動かしましょう。

できたら CHECK ☐☐☐

PART.1 ⑦

立てて伸ばして
足をストーン

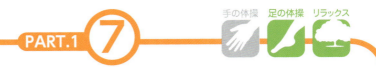

体操の目的と効果

足の血行がよくなります。
リラックス効果があります。
気持ちよさを感じられます。

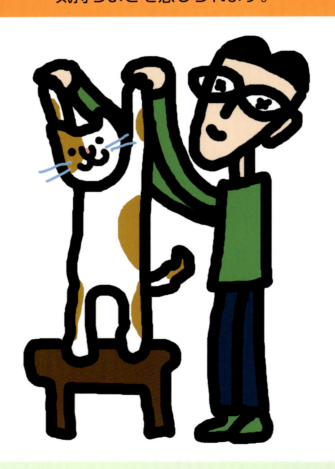

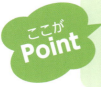

- はじめに背筋を伸ばしましょう。
- 足を伸ばすとき、フーと息を吐きましょう。
- あわてずゆっくりと動かします。

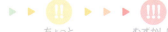# LET'S TRY 体操の流れ

 やさしい ちょっとむずかしい むずかしい

1

右足の膝を立てます。
その状態から
ストーンと力を抜いて、
足を伸ばします。
これを3回繰り返します。

3かい

2

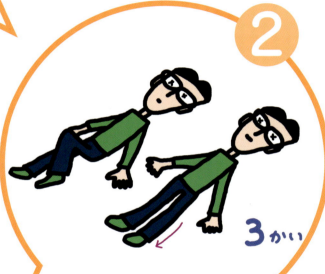

今度は左足で同じように、
膝を立ててから
ストーンと足を伸ばします。
これを3回繰り返します。

3かい

3

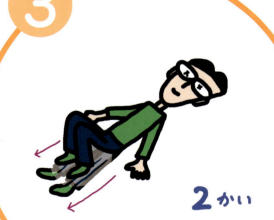

最後に両足を一緒に立てて、
ストーンと力を抜いて、
足を伸ばします。
これを2回繰り返します。

2かい

できたら CHECK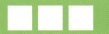

PART.2 ① はっけよい 残った残った

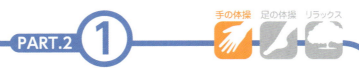

体操の目的と効果

脳へ刺激を与え、活性化します。
親指の動きを活発にさせます。
相撲のいろいろな場面を楽しめます。

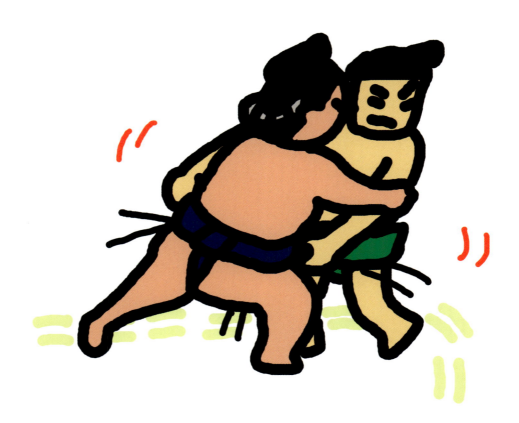

ここがPoint
- 親指に、あまり力を入れすぎないようにします。
- 慣れてきたら、すばやく動かしてみましょう。
- 両手の親指で同時に楽しむやり方にも、取り組んでみましょう。

LET'S TRY 体操の流れ

 やさしい ちょっとむずかしい むずかしい

1. 右手を胸の前に置きます。親指以外の指は軽く握り、親指を立てます。

2. 指相撲を想像して親指を立てたり、横にしたり曲げたりしてみます。

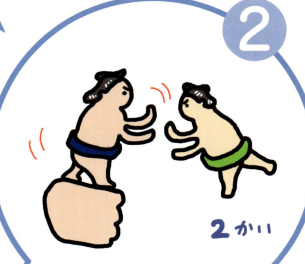

2かい

3. 左手の親指でも、同じようにしてみましょう。それぞれの親指で2回ずつ繰り返します。

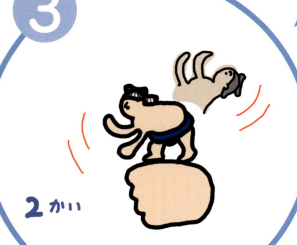

2かい

できたら CHECK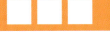

PART.2 ②

きつねとうさぎが
コーン・ピョン

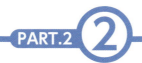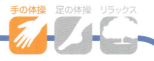

体操の目的と効果

手指の器用さを身につけます。
脳へ刺激を与え、活性化します。
自然と笑顔になれます。

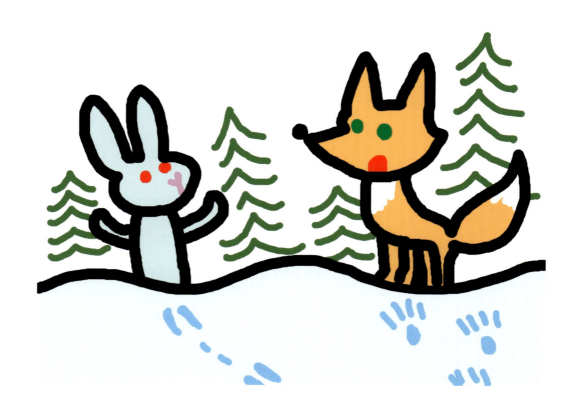

- 指は、しっかり伸ばしましょう。
- 最初のうちはゆっくり、きつねとうさぎの形を作ります。
- きつねは腕を伸ばして、うさぎは肘を曲げて胸の前に出して、作ってみましょう。

LET'S TRY 体操の流れ

やさしい　　ちょっとむずかしい　　むずかしい

1 両手の人差し指と小指を伸ばし、中指と薬指は親指につけます。これで、きつねの形になります。

2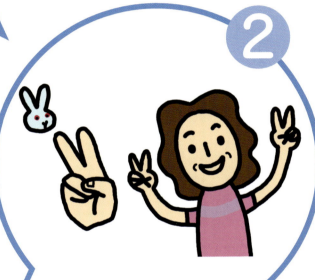
次に、人差し指と中指を伸ばします。これで、うさぎの形になります。

3 きつね、うさぎと言いながら、交互に指を出してみましょう。これを4回繰り返します。

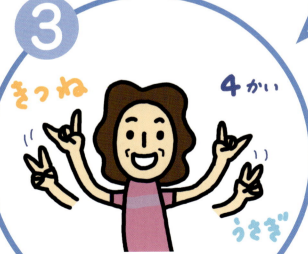

できたら CHECK

PART.2 ③

伸びて縮んで
しゃくとり虫

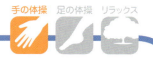

体操の目的と効果

脳へ刺激を与え、活性化します。
親指と人差し指の運動になります。
親指と人差し指の柔軟性がつきます。

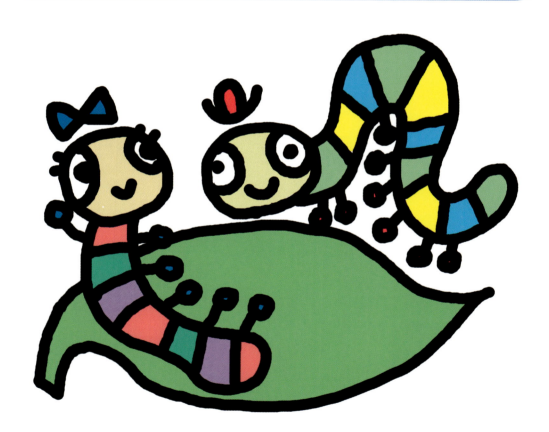

ここがPoint
- 左手からはじめるパターンもやってみましょう。
- 慣れてきたら、リズミカルに動かします。
- 指を上に動かしたり、下に動かしたりして楽しみましょう。

①

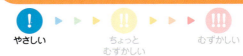

両手の親指と親指、
人差し指と人差し指の指先を、
広げてつけます。

②

人差し指をつけたまま、
右親指を左人差し指につけます。
親指がついたら、
右人差し指を上に伸ばします。
次に、左親指を右親指につけます。
親指がついたら、左人差し指を上に
伸ばして、はじめの形にします。
これを5回繰り返します。

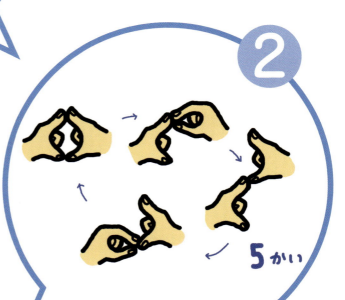

③

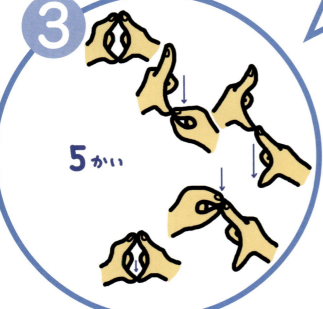

はじめの形から親指をつけたまま、
右人差し指を左親指につけます。
人差し指がついたら、
右親指を下に伸ばします。
次に、左人差し指を右人差し指に
つけます。人差し指がついたら、
左親指を下に伸ばして、はじめの形
にします。これを5回繰り返します。

できたら CHECK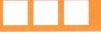

PART.2 ④ ポンとたたいて 指数え

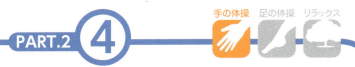

体操の目的と効果

脳へ刺激を与え、活性化します。
手指の運動になります。
手を打ちながらリズムを楽しめます。

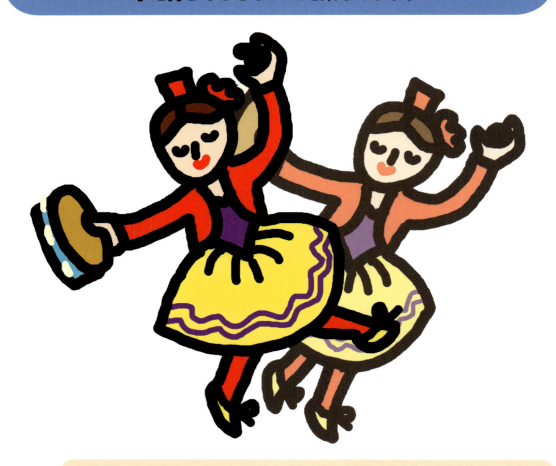

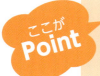

- イッポン、ニホン……ゴホンと声に出してみましょう。
- だんだんと、手をたたく数を２回３回と増やしていきます。
- 慣れてきたらリズミカルに動かしましょう。

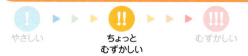

LET'S TRY 体操の流れ

❗ ▶ ▶ ▶ ‼️ ▶ ▶ ▶ ‼️‼️
やさしい　　ちょっと　　　むずかしい
　　　　　　むずかしい

1
両手を胸の前に出して、
人差し指から
中指・薬指・小指・親指と、
順に1本ずつ
出す指を増やしていきます。

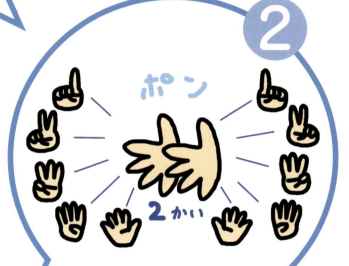

2
次に手をたたきます。
ポン・人差し指、ポン・中指……と、
ポンと手をたたいてから
指の数を増やしていきます。
人差し指から1本ずつ
指を出してみましょう。
これを2回繰り返します。

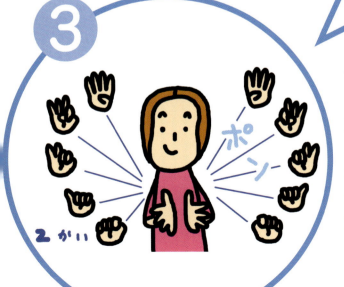

3
今度は手を開き、親指から小指まで、
1本ずつ曲げる指を増やします。
同じようにポンと手をたたく動きを
入れて、指を曲げます。
ポン・親指、
ポン・親指と人差し指……と、
曲げる指を増やします。
これを2回繰り返します。

できたら CHECK ☐☐☐

PART.2 ⑤ グーとパーで トントン・スリスリ

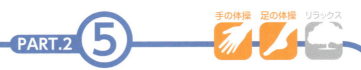

体操の目的と効果

手指の運動になります。
脳へ刺激を与え、活性化します。
足の血行がよくなります。

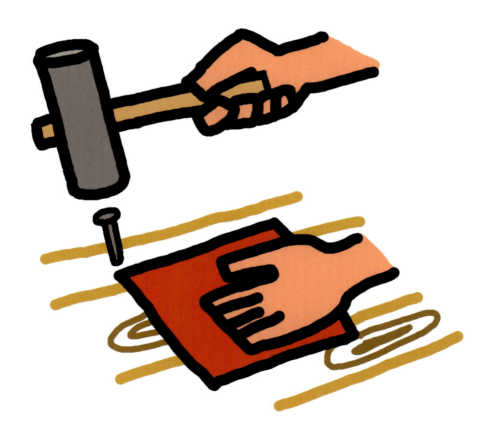

ここがPoint
- イチ、ニ、サン……と言いながらゆっくり動かします。
- 右手がパー、左手がグーのときは、動きをしっかり確認してからはじめましょう。
- 慣れてきたら、笑顔でリズミカルに動かしてみましょう。

LET'S TRY 体操の流れ

 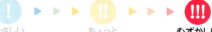
やさしい　ちょっとむずかしい　むずかしい

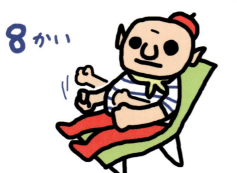

1 両手をグーにして、腿をトントンと8回たたいてみましょう。

2 次に、手をパーにしてスリスリと腿を擦ってみましょう。トントンとスリスリを8回ずつ、これを3回繰り返します。

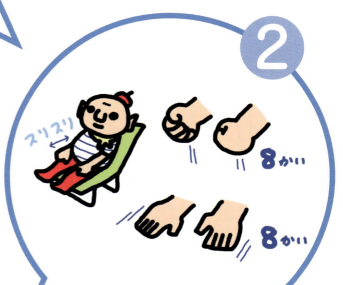

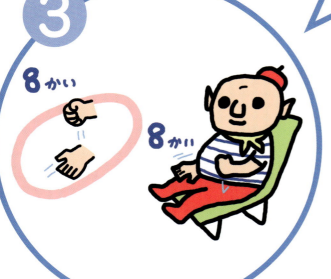

3 今度は右手をグー、左手をパーにします。グーはトントン、パーはスリスリと動かします。8回動かしたら右手をパー、左手をグーにしてまた8回動かしてみましょう。これを4回繰り返します。

できたら CHECK

33

PART.2 ⑥

両足を使って
ブラブラ・トントン

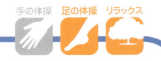

体操の目的と効果

血行がよくなります。
足の疲労回復になります。
気分がすっきりします。

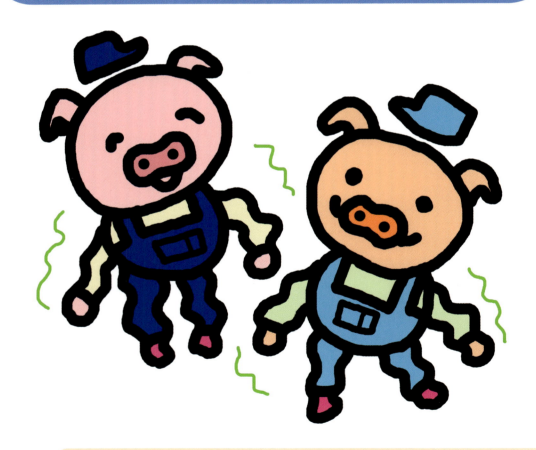

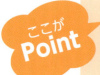

- 力まないようにしましょう。
- 自然に呼吸することを意識します。
- 気持ちよさを感じましょう。

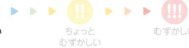

LET'S TRY 体操の流れ

! やさしい ▶▶▶ !! ちょっとむずかしい ▶▶▶ !!! むずかしい

1

背筋と足を伸ばして、少し開きます。

2

両足を左右にブラブラと振ります。これを5回繰り返します。

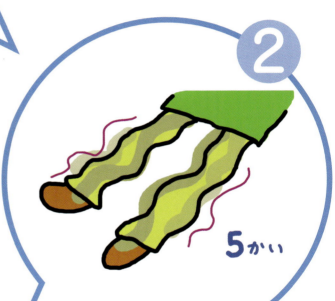

3

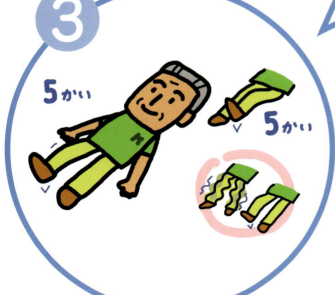

今度は右足のつま先を立てて、かかとをトントンと打ちつけます。
これを5回繰り返します。
次に左足のかかとを打ちつけます。
これも5回繰り返します。
少し休んだらもう一度、
ブラブラ・トントンと動かします。

できたら CHECK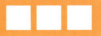

PART.2 ⑦ 背中を伸ばして 若返り

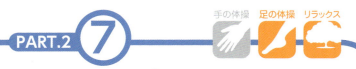

体操の目的と効果

血行がよくなります。
背中から腰がよく伸びます。
リラックス効果があります。

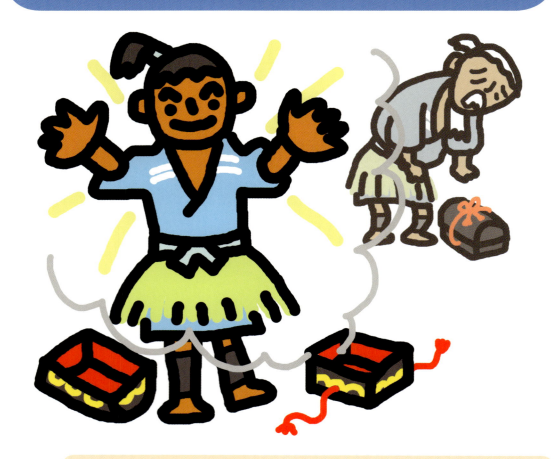

ここがPoint
- 上半身に力を入れないようにしましょう。
- 立てた膝を横に倒すときは、息をフーと吐きましょう。その後は自然に呼吸をします。
- 背中や腰に伸びを感じてください。

LET'S TRY 体操の流れ

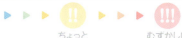

右膝を立ててから、左側へ向けるようにして左足の上に重ねます。
ゆっくり5数えましょう。
右足を戻して伸ばします。

今度は左膝を曲げてから、右足の上に重ねます。
ゆっくり5数えます。

右足と左足の動きを、交互に3回繰り返します。

できたら CHECK

PART.3 ① 何に見える？この影絵

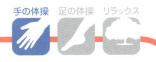

体操の目的と効果

手の器用さを身につけます。
脳へ刺激を与え、活性化します。
動物への関心が高まります。

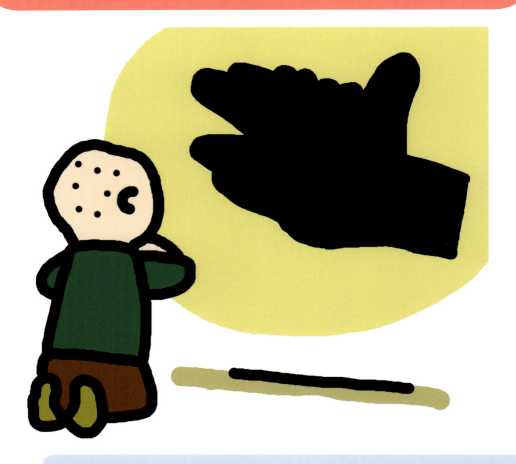

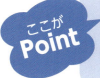

- 指に力を入れすぎないようにします。
- 中指と薬指の間を、開いたり閉じたり動かしてみましょう。
- 犬のほかに、どんな影絵を作れるか考えてみましょう。

LET'S TRY 体操の流れ

やさしい　ちょっとむずかしい　むずかしい

1

右の手のひらを自分に向けて、左手と握り合わせます。

2

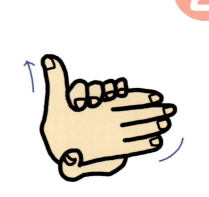

右手の親指を立てて、右手の人差し指から小指を伸ばします。

3

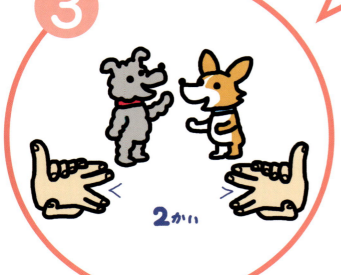

右手の中指と薬指の間を少し開きます。
これで、犬が出来上がりました。
次に、右手と左手を入れ替えて犬の形を作ってみましょう。
交互に2回繰り返します。

できたら CHECK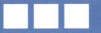

PART.3 ② タイミングをとって スナップ、ポン

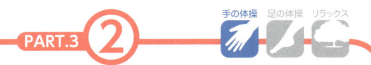

体操の目的と効果

手指の器用さを身につけます。
脳へ刺激を与え、活性化します。
指がきれいに鳴ると楽しくなります。

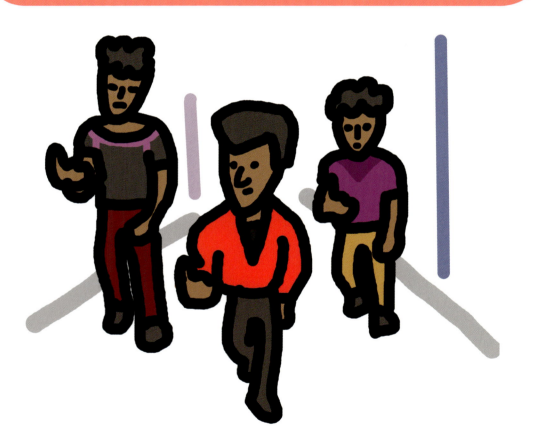

ここがPoint
- リラックスして取り組んでください。
- 慣れてくると、気持ちよい音を出せるようになります。
- 右手、左手と交互にスナップをするのも面白いでしょう。

LET'S TRY 体操の流れ

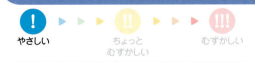

1 右手の親指と中指の内側を合わせます。

2 指を軽く押し合い、タイミングをみて勢いよくすべらせ、中指を親指の付け根に当てます。これを3回繰り返します。薬指・小指でも、スナップしてみましょう。

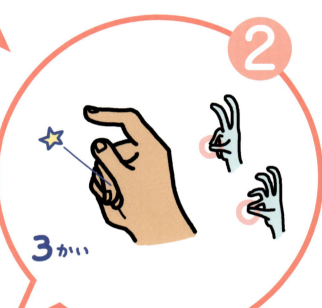

3 同じように、左手でもスナップします。それぞれの指で3回繰り返しましょう。

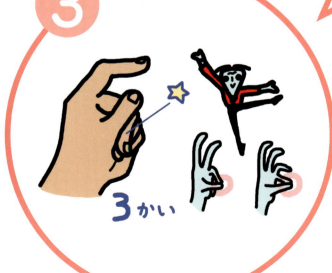

できたら CHECK ☐☐☐

PART.3 ③ むずかしい 親指のかくれんぼ

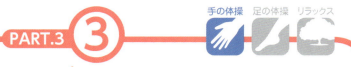

体操の目的と効果

脳へ刺激を与え、活性化します。
親指の器用さを身につけます。
手指の運動になります。

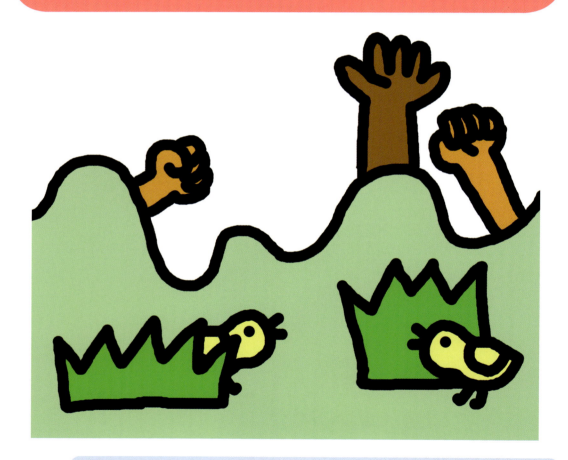

ここが Point
- 両手が同じグーになるときの親指の動きを、練習しましょう。
- パーのときは、手をしっかり開きましょう。
- 交互に繰り返すときは、親指の動きをきちんと確認します。

LET'S TRY 体操の流れ

やさしい　ちょっとむずかしい　むずかしい

1
肘を曲げて、
両手を胸の前に置きます。
親指を他の指の中に入れた
グーにします。
この状態で、
グーパーを4回繰り返します。

2
次に親指を外に出したグーで、
グーパーを4回繰り返します。

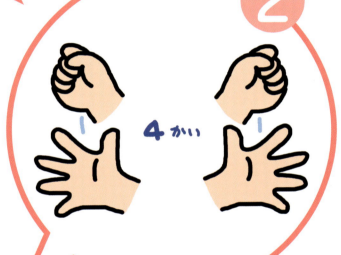

3
最後に右手は親指を中に入れたグー、
左手は外に出したグーにします。
パーを出した後で、
右手の親指は外に出し、
左手の親指は中に入れます。
交互に8回繰り返します。

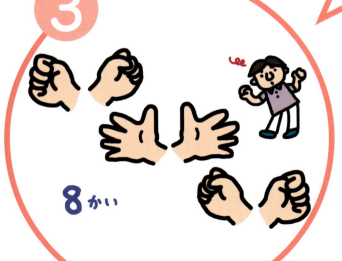

できたら CHECK

PART.3 ④

リズミカルに
鼻・鼻・耳

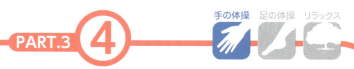

体操の目的と効果

脳へ刺激を与え、活性化します。
指の器用さを身につけます。
腕の運動になります。

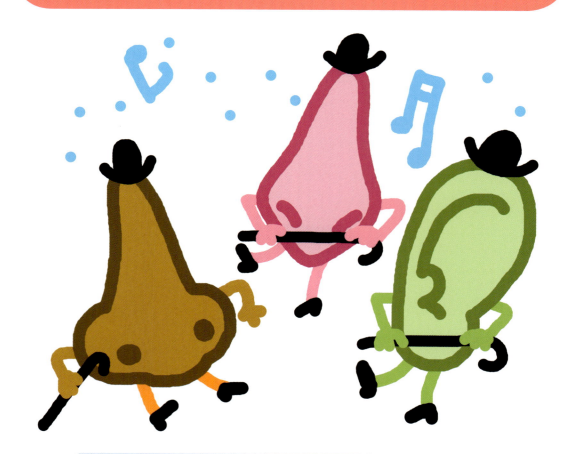

ここがPoint
- あまり鼻を、強くつかまないように気をつけます。
- 3種類の鼻と耳のつかみ方を、リズミカルに続けてやってみましょう。
- 右手で鼻をつかんだ次は、左手でつかむようにしましょう。

LET'S TRY 体操の流れ

 ちょっとむずかしい

1

人差し指と親指を出します。
それぞれにトントンと
打ち合ってみます。
これを10回繰り返します。

2

次に、"イチ"右手で鼻をつかみ、
"ニ"左手に変えて鼻をつかみます。
"サン"右手で右耳、
左手で左耳を同時につかみます。
"イチ、ニ、サン"のリズムで
鼻・鼻・耳とつかみます。
これを2回繰り返します。

3

今度は順番を変えて、
鼻・耳・鼻と2回繰り返して
つかみます。
最後に、また順番を変えて、
耳・耳・鼻の順につかみます。

できたら CHECK ☐☐☐

PART.3 ⑤ 伸びて縮んで ミミズの体操

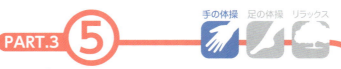

体操の目的と効果

手指の器用さを身につけます。
脳へ刺激を与え、活性化します。
手指の運動になります。

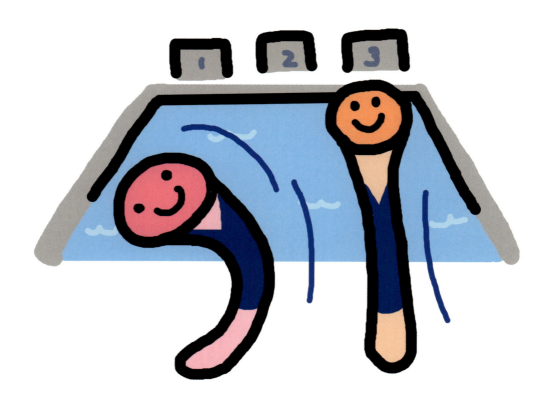

- 軽く手を握るようにしましょう。
- ゆっくりとはじめることを心がけます。
- 慣れてきたら、リズムを楽しみながら動かしましょう。

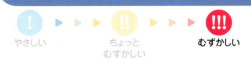

LET'S TRY 体操の流れ

! やさしい ▶ ▶ ▶ !! ちょっとむずかしい ▶ ▶ ▶ !!! むずかしい

1
両手を胸の前に出し、
人差し指を立てます。

2
イチで人差し指を曲げて、
ニで上に伸ばします。
サンで曲げて、
ヨンで前に伸ばします。
（人差し指同士が向かい合います）
イチ、ニ、サ、ヨンと言いながら
4回繰り返します。

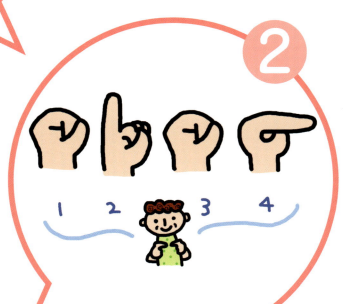

3
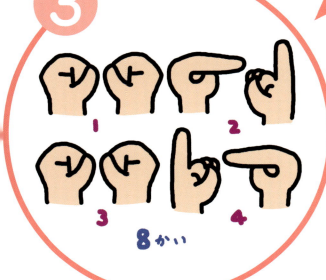

今度はイチで人差し指を曲げてから、
ニで右人差し指は上に伸ばし、
左人差し指は前に伸ばします。
サンで人差し指を曲げて、
ヨンで右人差し指は前に伸ばし、
左人差し指は上に伸ばします。
これを8回繰り返します。

できたら CHECK
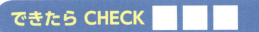

PART.3 ⑥

スリスリ
心もあたたまる

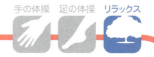

体操の目的と効果

血行がよくなります。
身体があたたまります。
気持ちよさを感じられます。

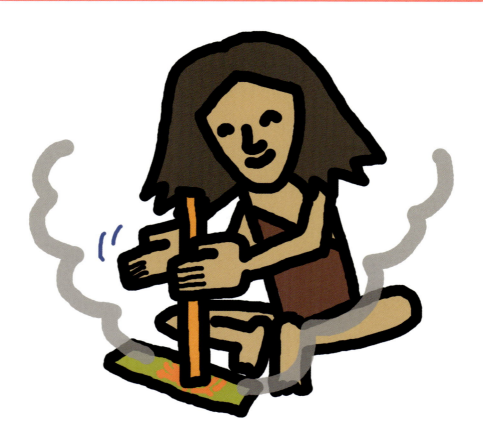

ここが Point
- 手と手を気持ちよくすり合わせましょう。
- 朝起きたときや寝る前に、積極的に取り組みましょう。
- 自然にゆったりと呼吸してください。

LET'S TRY 体操の流れ

やさしい　　ちょっと　　むずかしい
　　　　　　むずかしい

1

手を合わせて、
お互いにスリスリと
すり合わせます。

2

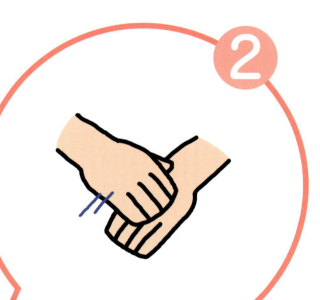

次に、
手の甲も
さすっていきます。

3

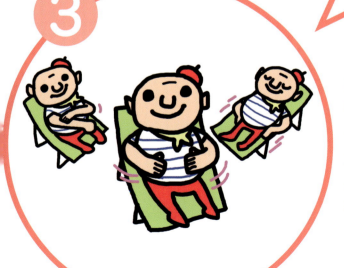

腕・おなか・腰など、
手の届く範囲をスリスリします。
それぞれの部位で
スリスリしながら、10数えます。
終わったら、もう一回、
手からすり合わせていきます。

できたら CHECK ☐☐☐

PART.3 ⑦

背中を丸めて横にゴローン

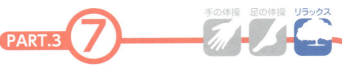

体操の目的と効果

血行がよくなります。
身体がすっきりします。
疲労回復につながります。

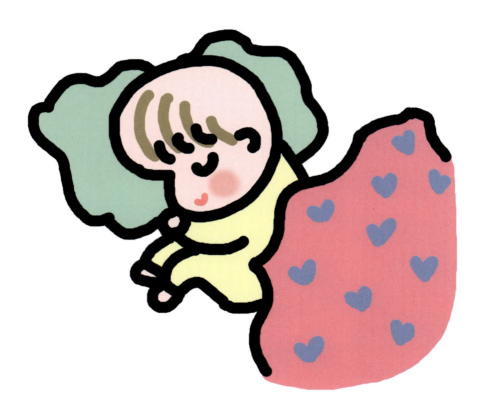

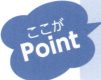

- 焦らずゆっくりと動きましょう。
- 息を止めず、自然と呼吸をするように意識します。
- 背中に気持ちよい伸びを感じましょう。

LET'S TRY 体操の流れ

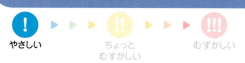

1
2かい

手をゆっくり上に伸ばしながら、
身体全体を伸ばします。
これを2回繰り返します。

2
1.2.3.4.5.6.7.8.9.10

身体を右に向けて、
おへそを見るように、
背中を丸めていきます。
丸まったら、10数えます。

3
1.2.3.4.5.6.7.8.9.10

今度は左を向いて、
ゆっくり背中を丸めて、
10数えます。
終わったら、もう一度、
右から繰り返します。

できたら CHECK

PART.4 ① ピアノをポロロン
迷ピアニスト

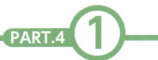 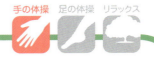

体操の目的と効果

手指の運動になります。
脳へ刺激を与え、活性化します。
想像することを楽しめます。

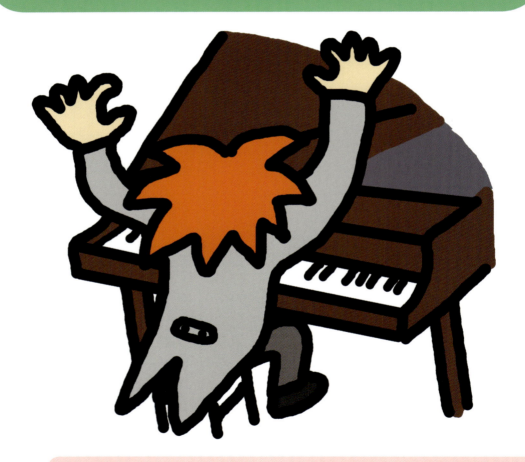

ここが Point
- 両手の同じ指を動かすところからはじめましょう。
- 全部の指をしっかり動かします。
- 慣れてきたら、好きな歌などを歌いながら動かしてみましょう。

LET'S TRY 体操の流れ

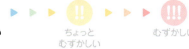

1

肘を曲げて、
両手を胸の前に出します。

2

3かい

両手の親指から、
ピアノを弾くように1本ずつ
順番に動かします。
これを3回繰り返します。

3

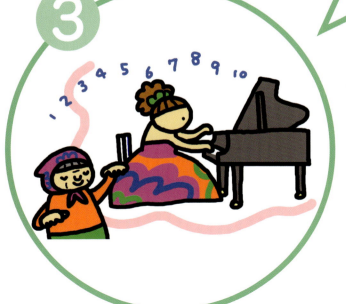

今度は、自分が
ピアニストになったとイメージして、
10数えながら
自由に指を動かします。
少し休んで、
もう1回繰り返してみます。

できたら CHECK ☐☐☐

PART.4 ② 親指をしっかり絡めて カニとハト

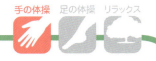

体操の目的と効果

手指の器用さを身につけます。
脳へ刺激を与え、活性化します。
カニとハトの違いを楽しみます。

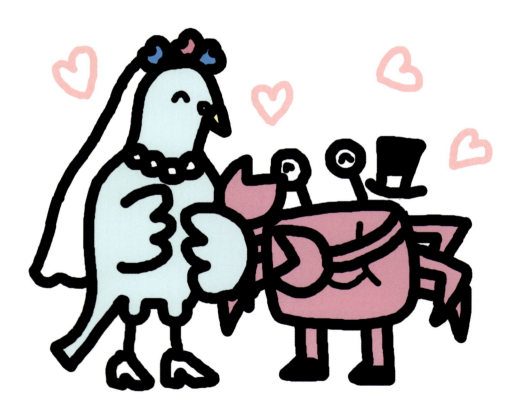

- 親指をしっかり立てましょう。
- あわてずに親指を絡めてください。
- 慣れてきたら、少しスピーディーにカニからハトへと変えてみましょう。

LET'S TRY 体操の流れ

 やさしい ちょっとむずかしい むずかしい

1
両手の親指を立てて、
手のひらを胸のほうへ向けます。

2
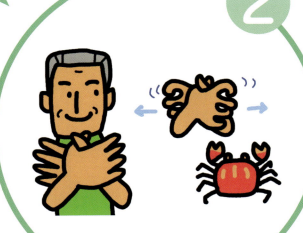

親指と親指を絡めます。
カニの足のように、人差し指から
小指を曲げ伸ばしながら、
両手を左右に動かします。
カニが動いているイメージです。

3
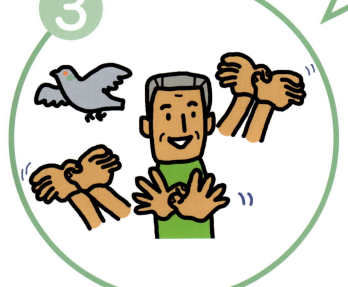

今度は手のひらを外側に向けて、
親指を絡めます。
人差し指から小指までが、
ハトの翼になります。
翼を動かしながら腕を動かします。
ハトが飛んでいるイメージです。

できたら CHECK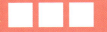

PART.4 ③

いつも元気に
イエーイ！

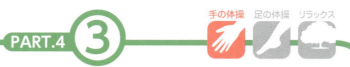

体操の目的と効果

脳へ刺激を与え、活性化します。
指の器用さを身につけます。
声を出すことで、すっきりした気持ちになれます。

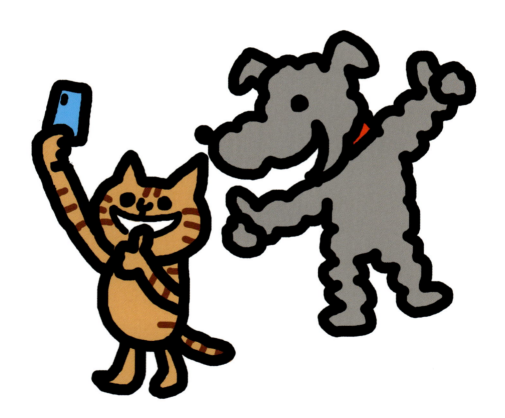

ここがPoint
- 親指や小指の動きと一緒に、掛け声を楽しみましょう。
- 親指と小指は、しっかり伸ばします。
- 慣れてきたら、指を出すときに腕も伸ばしてみましょう。

LET'S TRY 体操の流れ

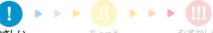

肘を曲げて、
胸の前で両手をグーにします。

"せーの"と口にしてから、
"イエーイ！"と言いながら
両手の親指を立てます。
これを3回繰り返します。

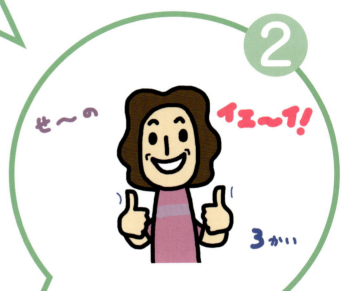

今度は"せーの"と口にしてから、
"ベイビー！"と言いながら
両手の小指を立てます。
これを3回繰り返します。

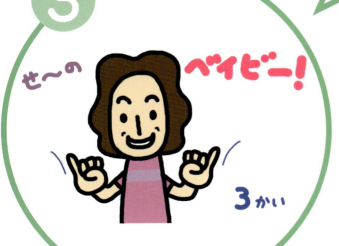

できたら CHECK ☐☐☐

PART.4 ④ グーから指出し 順番に

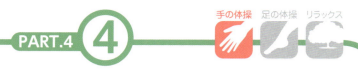

体操の目的と効果

手指の運動になります。
手指の器用さを身につけます。
脳へ刺激を与え、活性化します。

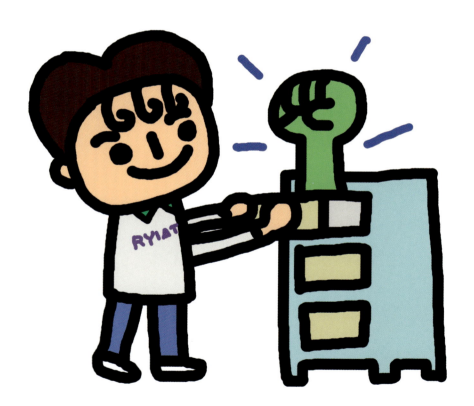

- 1本ずつゆっくり出して確認をします。
- 指を出すときは「親指」「人差し指」と言いながら出してみましょう。
- 慣れてきたらリズミカルに動かしてみましょう。

LET'S TRY 体操の流れ

 ▶ ▶ ▶ ▶ ▶ ▶
やさしい　　　ちょっと　　　むずかしい
　　　　　　むずかしい

1
両手を胸の前に出し、
手を握り
グーにします。

2
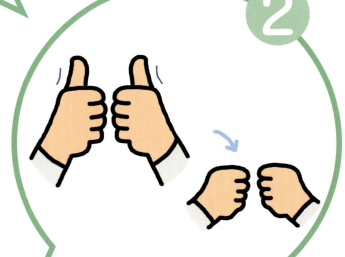

はじめに、両手の親指を立てます。
立てたらグーに戻します。

3
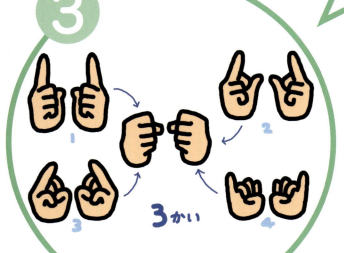

次に、人差し指を立てて
グーに戻します。
続いて中指・薬指・小指を
それぞれ立ててグーと、
順番に動かします。
親指から小指までを
3回繰り返します。

できたら CHECK ☐☐☐

PART.4 ⑤ 親子そろって イチッ、ニッ

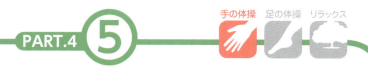

体操の目的と効果

脳へ刺激を与え、活性化します。
指の器用さを身につけます。
リズムに乗って笑顔になれます。

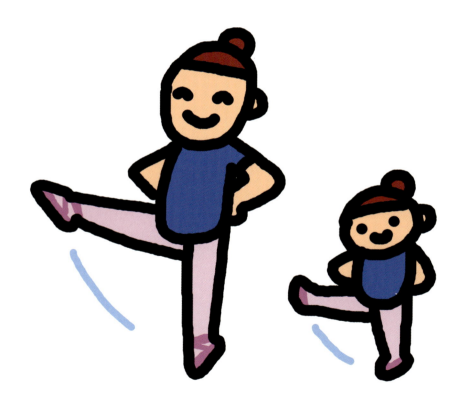

ここがPoint
- うまくできなくても、笑顔を忘れずにいましょう。
- 両手からではなく、右手だけや左手だけの練習をしてみます。
- 慣れてきたら、"イチッ""ニッ"ではなく歌などを歌いながら楽しみましょう。

①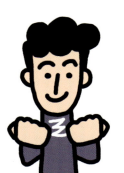

LET'S TRY 体操の流れ

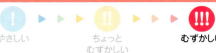

やさしい　ちょっとむずかしい　むずかしい

肘を曲げて、
グーにした手を顔のほうへ向けます。

②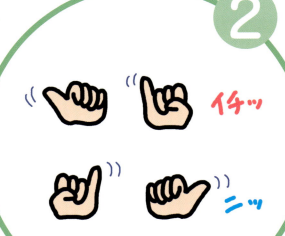

"イチッ"と言いながら
右手は小指を出し、
左手は親指を出します。
"ニッ"と言いながら
右手は親指に、
左手は小指に変えます。

③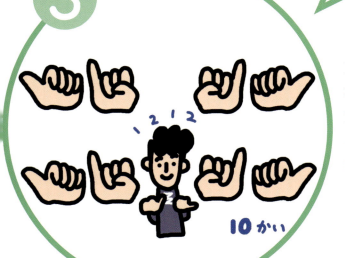

次の"イチッ"では
右手は小指、
左手は親指に戻します。
イチッ、ニッ……と言いながら、
親指と小指を交互に出します。
これを10回繰り返します。

できたら CHECK ☐☐☐

PART.4 ⑥

気持ちはいつも コンダクター

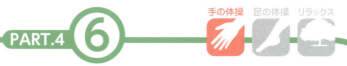

体操の目的と効果

指や腕の運動になります。
脳へ刺激を与え、活性化します。
リズムを楽しめます。

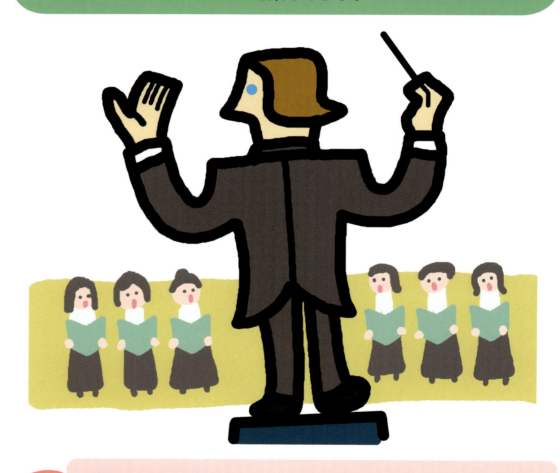

ここがPoint
- 両手の動きは、1と6のとき人差し指が同じところで合うようになります。
- 指揮者のようなイメージで楽しみましょう。
- 慣れてきたら、3拍子の歌（海・ふるさと・こいのぼり）などを歌いながら動かしてみましょう。

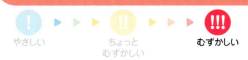

LET'S TRY 体操の流れ

! やさしい ▶ ▶ ▶ !! ちょっとむずかしい ▶ ▶ ▶ !!! むずかしい

1

肘を軽く曲げて、
右手の人差し指を胸の前に出します。
1・2・1・2と言いながら、
人差し指を腕全体で、
上下に動かします。
これを4回繰り返します。

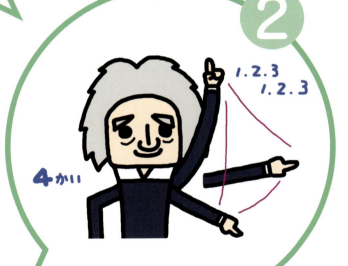

2

今度は左手の人差し指を、
1・2・3・1・2・3と
言いながら、
三角形を描くように動かします。
これを4回繰り返します。

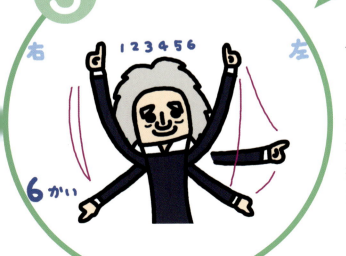

3

今度は両手の人差し指を出して、
1・2・3・4・5・6・
1・2・3・4・5・6と
言いながら、
右手は上下に、左手は三角形を
描くように動かします。
これを6回繰り返します。

できたら CHECK ☐☐☐

PART.4 ⑦ 楽しい夢は よいねむりから

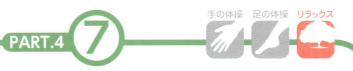

体操の目的と効果

心身ともにリラックスできます。
気持ちよさを感じられます。
背筋がすっきりとします。

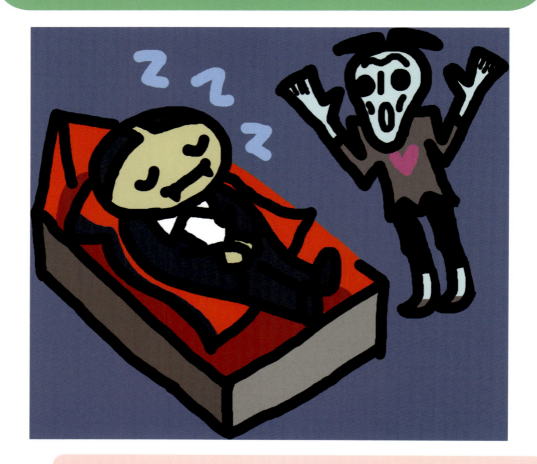

- 足は必ず、かかとから伸ばします。
- 息をふっと吐くときは、全身の力を抜こうという意識をもちましょう。
- 寝る前にするように心がけましょう。

LET'S TRY 体操の流れ

 やさしい ちょっとむずかしい むずかしい

1 両手を伸ばしながら、足のかかとから押し出すようにして背伸びをします。

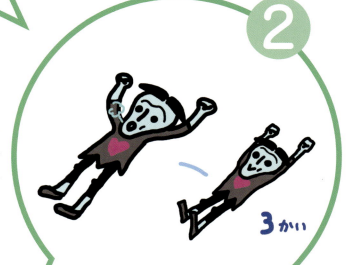

2 ふっと息を吐いて、力を抜きます。これを3回繰り返します。

3かい

3 少し休んだら、もう一度大きく背伸びをします。

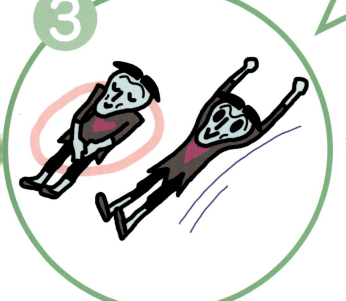

できたら CHECK ☐☐☐

ひとめでわかる **この本の体操リスト**

	タイトル	種類	難易度	できたらCHECK		
①	指先をしっかり合わせてボール作り		! やさしい			
②	くるくる回して頭すっきり		! やさしい			
③	10からのカウントダウンでとびだそう		! やさしい			
④	指をしっかり出して十人のインディアン		!! ちょっとむずかしい			
⑤	笑う門にはグーパー指折り		!!! むずかしい			
⑥	リズムよく足のワイパー		! やさしい			
⑦	立てて伸ばして足をストーン		! やさしい			

PART・1

	タイトル	種類	難易度	できたらCHECK		
①	はっけよい残った残った		! やさしい			
②	きつねとうさぎがコーン・ピョン		! やさしい			
③	伸びて縮んでしゃくとり虫		! やさしい			
④	ポンとたたいて指数え		!! ちょっとむずかしい			
⑤	グーとパーでトントン・スリスリ		!!! むずかしい			
⑥	両足を使ってブラブラ・トントン		! やさしい			
⑦	背中を伸ばして若返り		! やさしい			

PART・2

この本に掲載している体操の種類、やさしさ・むずかしさを、ひとめで把握できるようにリストをつくりました。やり終えたあとのCHECK欄も、改めて設けましたので、ぜひ活用してください。

	タイトル	種類	難易度	できたらCHECK
PART・3 ①	何に見える？この影絵		！ やさしい	□ □ □
②	タイミングをとってスナップ、ポン		！ やさしい	□ □ □
③	むずかしい親指のかくれんぼ		‼ ちょっとむずかしい	□ □ □
④	リズミカルに、鼻・鼻・耳		‼ ちょっとむずかしい	□ □ □
⑤	伸びて縮んでミミズの体操		‼‼ むずかしい	□ □ □
⑥	スリスリ心もあたたまる		！ やさしい	□ □ □
⑦	背中を丸めて横にゴローン		！ やさしい	□ □ □
PART・4 ①	ピアノをポロロン迷ピアニスト		！ やさしい	□ □ □
②	親指をしっかり絡めてカニとハト		！ やさしい	□ □ □
③	いつも元気にイエーイ！		！ やさしい	□ □ □
④	グーから指出し順番に		‼ ちょっとむずかしい	□ □ □
⑤	親子そろってイチッ、ニッ		‼‼ むずかしい	□ □ □
⑥	気持ちはいつもコンダクター		‼‼ むずかしい	□ □ □
⑦	楽しい夢はよいねむりから		！ やさしい	□ □ □

編者紹介

山崎律子（やまざき りつこ）

株式会社余暇問題研究所代表取締役・主席研究員。東京都出身。東海大学大学院体育学研究科修士課程修了（レクリエーション専攻）。1984年に研究所を設立、現在に至る。レクササイズ研修会の主催、地方自治体・民間団体主催の高齢者レクリエーション活動支援法の講演・研修会などに東奔西走。大学・専門学校の非常勤講師、日本レジャー・レクリエーション学会の常任理事、日本老年行動科学会の常任理事。著書に『参加したくなる介護現場のレクリエーション』（中央法規出版）、『シニア世代のための心も体もすっきり体操』（ミネルヴァ書房／編者）など。

上野幸（うえの ゆき）

株式会社余暇問題研究所取締役・主任研究員。東京都出身。東海大学体育学部社会体育学科卒業（レクリエーション、生涯スポーツ専攻）。1984年、山崎とともに研究所を設立、現在に至る。地方自治体で、青少年から高齢者を対象とした幅広い活動実績をもつ。総合型地域スポーツクラブの理事。著書に『介護予防に役立つ筋トレ体操支援マニュアル』（ミネルヴァ書房／編者）など。

イラストレーター紹介

東郷聖美（とうごう せいみ）

絵本作家。女子美術短期大学油絵専攻卒業。高校時代から映画雑誌の似顔絵を長年担当。絵本に『わたしはせいか・ガブリエラ』『みんなくるくるさかのみち』『ひーじー』（ともに福音館書店「こどものとも」）、『ともこちゃんは銀メダル』（ミネルヴァ書房／細川佳代子・お話）など。

株式会社余暇問題研究所

1984年設立。健康・体力づくり、余暇教育・レクリエーションなどの領域についてのコンサルテーション・指導・調査研究などを手がける。

デ ザ イ ン　大野ユウジ（co2design）
Ｄ　Ｔ　Ｐ　レオプロダクト
企 画 編 集　SIXEEDS

寝ながらできる認知症予防②
1分間 指体操プラス＋

2019 年 10 月 30 日　初版第 1 刷発行　〈検印省略〉
定価はカバーに表示しています

編　　　者	山　崎　律　子 上　野　　　幸
著　　　者	余 暇 問 題 研 究 所
発 行 者	杉　田　啓　三
印 刷 者	森　元　勝　夫

発行所　株式会社　ミネルヴァ書房

607-8494 京都市山科区日ノ岡堤谷町 1
電話 075-581-5191／振替 01020-0-8076

©SIXEEDS. 2019　　　　　　モリモト印刷

ISBN978-4-623-08697-9
Printed in Japan

JASRAC 出 1908364-901